DE LA POSSIBILITÉ ET DE LA CONVENANCE

DE FAIRE SORTIR

CERTAINES CATÉGORIES D'ALIÉNÉS

DES ASILES SPÉCIAUX

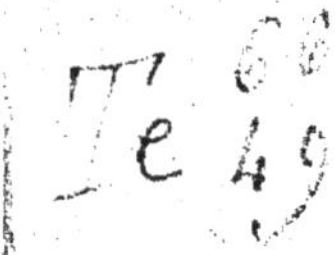

DE LA POSSIBILITÉ ET DE LA CONVENANCE

DE FAIRE SORTIR

CERTAINES CATÉGORIES D'ALIÉNÉS

DES ASILES SPÉCIAUX

ET DE LES PLACER, SOIT DANS DES EXPLOITATIONS AGRICOLES, SOIT DANS LEURS PROPRES FAMILLES;

PAR

J. ARTHAUD,

MÉDECIN EN CHEF DE L'ASILE D'ALIÉNÉS DE L'ANTIQUAILLE.

Lu au Congrès médical de Lyon, le 1er octobre 1864.

LYON
IMPRIMERIE D'AIMÉ VINGTRINIER
RUE BELLE-CORDIÈRE, 14.

1865.

DE LA POSSIBILITÉ ET DE LA CONVENANCE

DE FAIRE SORTIR

CERTAINES CATÉGORIES D'ALIÉNÉS

DES ASILES SPÉCIAUX

La réponse à la XIe question de votre programme, formerait un chapitre d'une étude générale sur le meilleur système d'assistance à donner aux aliénés. Je ne puis avoir la prétention d'entreprendre cette étude dans la courte communication que je viens vous soumettre; m'en tenant donc aux termes de la question, je me borne à appeler votre attention bienveillante sur l'opportunité de s'écarter, en un point, des voies généralement suivies en France depuis 30 ans.

La situation actuelle des aliénés est due, en partie du moins, à l'application de la loi du 30 juin 1838 ; cette loi, je n'ai pas à la défendre contre les attaques si étranges auxquelles elle est en butte depuis quelques années, mais je constate qu'elle a eu deux immenses résultats : provoquer la création d'asiles nombreux et de jour en jour mieux appropriés à leur destination, protéger les aliénés contre les abus possibles de la séquestration. Sur ce point, et je me borne à l'énoncer en passant, les garanties qu'elle offre me paraissent telles, qu'on ne pourrait les multiplier davantage sans compromettre les intérêts de ceux-là même en faveur de qui elles ont été prises.

Nous avons aujourd'hui sous les yeux les résultats obtenus sous l'empire de cette loi si éminemment protectrice.

Mieux éclairées sur leurs obligations vis-à-vis des aliénés réputés dangereux ou dont l'état réclame de prompts secours, les communes s'empressent de provoquer l'admission de ces malheureux dans les asiles; et de leur côté, les familles, rassurées sur le sort des malades confiés à nos établissements spéciaux et sur l'efficacité des moyens de traitement qui y sont mis en œuvre, surmontent plus vite leur répugnance à se séparer de leurs aliénés.

Toutefois, la faveur marquée dont jouissent les asiles n'est pas sans quelques compensations fâcheuses ; leur population s'accroissant de jour en jour, ils deviennent insuffisants, et leur encombrement en dénature le caractère, parce qu'il porte presque exclusivement sur des cas d'aliénation mentale à forme chronique, le plus souvent incurables.

On peut donc se demander si l'organisation actuelle qui a marqué un immense et incontestable progrès, est le dernier mot de la science et de la législation qui doivent toujours être en harmonie, et depuis quelques années surtout la question se pose entre les systèmes les plus variés dont les deux extrêmes sont : d'une part, la réclusion dans un établissement spécial sans autre limite que la durée de la folie; d'autre part, la vie libre au sein de familles d'agriculteurs ou d'artisans ; en d'autres termes, entre l'asile fermé et le patronage familial.

J'ai tort, peut-être, de dire que la question s'agite entre des limites aussi extrêmes. Je ne sais si, du moins en France, l'asile avec toutes ses rigueurs dont on fait comme à plaisir une description exagérée pour les besoins de la cause inverse, trouverait un seul défenseur ; il n'existe plus nulle part, et là où l'exiguïté et le défaut d'appropriation des constructions laissent encore beaucoup à désirer, le mal est depuis longtemps signalé, et un meilleur avenir se prépare.

D'un autre côté, le patronage familial dont Gheel offre encore aujourd'hui l'exemple le plus saillant, l'application la plus large, réalise-t-il de tous points l'idéal que semble indiquer cette dénomination ? Non sans doute, il tend même à s'en éloigner de jour en jour ; cette colonie, intéressante à plus d'un titre, n'est plus aujourd'hui ce qu'elle était lorsqu'elle fut visitée par Esquirol. A peine indiquées par ce maître célèbre, les améliorations dont elle est susceptible s'accomplissent, et bientôt, il faut l'espérer, grâce au zèle intelligent et éclairé du savant médecin placé à la tête de ce service, M. Bulckens, l'*infirmerie*, dont les vastes proportions frappent les regards à l'entrée du bourg, changera son trop modeste nom contre celui qui seul convient à sa destination réelle.

Aujourd'hui, sans nul doute, Ferrus exprimerait avec un peu moins d'énergie qu'en 1860, sa répulsion contre Gheel, qu'il trouvait à cette époque *aussi détestable que possible*, mais il n'en resterait pas moins ferme dans des convictions que partagent encore tant de bons esprits, à savoir que, pour les aliénés, traitement et liberté ne peuvent aller ensemble, que mieux vaut cent fois une liberté restreinte, réfléchie, scientifique, etc. Aujourd'hui, comme alors, M. Buchez ne serait-il pas fondé à dire que le paysan ne se chargeant de l'aliéné que pour améliorer sa propre situation, cela suffit pour faire rejeter Gheel ?

Je n'insisterai pas sur les considérations qui précèdent et sur les critiques soulevées par le patronage familial tel qu'il est en honneur dans cette colonie célèbre ; que pourrais-je ajouter à l'excellent rapport fait à la Société médico-psychologique par M. J. Falret, au nom d'une Commission composée d'hommes d'une compétence notoire en pareille matière (1).

L'exposé lucide et complet présenté par ce savant confrère, la discussion approfondie à laquelle a donné lieu son travail, et même la connaissance des règlements de la colonie qui en excluent avec raison de nombreuses catégories d'aliénés, jugent suivant moi la valeur du système.

Gheel ne sera pas imité ; je regarde la chose comme impossible, du moins en France ; il est né et s'est développé sous l'influence de circonstances trop exceptionnelles pour qu'elles se reproduisent de nouveau.

D'ailleurs, fait remarquer M. Renaudin, ses plus chauds partisans ne défendent ce système que parce qu'il existe, ils n'ont pas même cherché à le propager en Belgi-

(1) MM. Ferrus, Michéa, Moreau, Mesnet, Jules Falret, et plus tard, MM. Trélat et Baillarger.

que, et tous s'accordent à en reconnaître l'insuffisance.

Mais enfin il existe, nous savons qu'il s'améliore, les détails si intéressants qu'ici même vous venez d'entendre de la bouche de M. Bulckens, nous en fournissent la preuve ; il faut le maintenir et continuer à le donner en exemple aux quelques esprits timorés qui s'effraient à la pensée d'aliénés jouissant d'une liberté presque sans contrôle.

Nous sommes arrivés, ce me semble, à une période de transaction entre des opinions extrêmes. M. J. Falret le fait remarquer avec raison : Gheel tend de plus en plus à se rapprocher de nous, et nous nous rapprochons de Gheel. En effet, tandis que M. Bulckens repousse si justement de sa colonie certaines catégories d'aliénés pour les rejeter sur les asiles, et va jusqu'à proposer un échange continuel de malades entre les institutions libres et les institutions fermées, nous voyons de toutes parts en France, nos grands établissements fonder avec succès de véritables colonies agricoles qui leur restent annexées, et où de nombreux malades désignés par le médecin de l'asile, trouvent le traitement à l'air libre plus rationnellement institué, plus sérieusement surveillé que partout ailleurs. Et l'un des défenseurs les plus ardents et les plus convaincus du système de la vie de famille, le docteur Mundy, nous paraît aider lui-même à cette transaction, en confondant dans un même éloge, comme il l'a fait dans un discours prononcé à une réunion de médecins aliénistes de l'Angleterre en 1862, le patronage familial pratiqué à Gheel, et la colonie de Fitz-James, fondée par MM. Labitte.

Ramenée à ces termes, la question semble près de recevoir une solution, et, tout en proclamant qu'il faut donner à l'aliéné le plus de liberté possible, on reconnaît qu'il est difficile d'échapper dans l'immense majorité des cas, surtout au début de l'aliénation, à la nécessité de l'asile, c'est-à-dire, de ce moyen de traitement qui rend possibles tous les autres et les complète admirablement.

Est-ce à dire pour cela qu'une fois séquestré, l'aliéné soit condamné à cette réclusion jusqu'à parfaite guérison, s'il est curable, jusqu'à sa mort, s'il faut renoncer à le rendre à la vie intellectuelle et morale? Nous ne demandons rien de semblable

En thèse générale, et une fois l'utilité de placer un aliéné dans un asile bien constatée, s'il est curable il est à désirer en effet qu'il y parcoure presque toutes les périodes de sa maladie. Tout au plus, tenant compte de l'état de leurs sentiments affectifs, du désir légitime de rentrer dans leur famille, et après une enquête sérieuse sur les conditions dans lesquelles ils s'y trouveraient placés, pourrait-on conseiller d'essayer de la vie libre pour certains aliénés arrivés au déclin de leur folie ou à cette période souvent difficile à bien caractériser, qui, intermédiaire au délire et à la pleine et libre possession des facultés psychiques, est désignée sous le nom de convalescence.

Mais en dehors de ces cas, sur lesquels on ne saurait rencontrer d'opinions divergentes, qu'il me soit permis de demander à tout praticien de bonne foi s'il pense qu'il soit aussi facile dans quelque milieu que ce soit, autre qu'un asile bien organisé :

De mettre un maniaque agité ou furieux hors d'état de se nuire ou de nuire aux autres, sans recourir à des moyens de contrainte dont l'emploi répugne et qui ne doivent constituer qu'une exception;

De protéger la vie des aliénés mélancoliques, suicides ou portés à se mutiler;

De mettre la société à l'abri des écarts auxquels sont entraînés des aliénés érotiques, voleurs, homicides ou incendiaires;

D'administrer régulièrement les remèdes jugés nécessaires, malgré l'indocilité de certains malades;

D'obtenir par tous les moyens possibles et parfois même par une contrainte rendue nécessaire, mais qui ne doit jamais cesser d'être intelligente, une alimentation systématiquement et persévéramment refusée au point de compromettre la vie;

De modifier suivant les exigences de la maladie le milieu où vit l'aliéné, de varier ses occupations, ses distractions, de pourvoir à toutes les nécessités du traitement moral, etc., etc.?

Si l'aliéné est pauvre, est-ce avec des secours même très-généreusement octroyés que vous obtiendrez dans son domicile ou dans une famille étrangère les soins, la surveillance, le traitement complexe qu'exige son état? Et pourquoi d'ailleurs le tenir éloigné de l'établissement charitable qui lui convient, alors que, frappé par toute autre maladie qui lui laisserait sa liberté morale, il s'empresserait sans doute de se rendre à l'hôpital?

S'il est riche, ne savons-nous pas combien il est difficile

de réaliser, même au prix des plus grands sacrifices pécuniaires, les conditions indispensables à tout traitement rationnel et qui, quoi qu'on fasse, ne supportent pas toujours la comparaison avec les avantages que trouve l'indigent dans un asile.

Quant aux aliénés incurables, ou pour parler un langage mieux en rapport avec la question que nous cherchons à élucider, quant aux aliénés n'ayant nul besoin d'un traitement spécial, cette considération si importante du traitement à laquelle nous venons de voir que toutes les autres devaient être subordonnées, n'étant plus en cause, quelle règle de conduite faut-il observer?

Dans ce nombre, et il est à peine besoin de faire remarquer qu'il forme aujourd'hui la très-grande majorité de la population des asiles, les uns présentent des manifestations délirantes qui doivent exclure toute idée de les en faire sortir. Le régime familial restera toujours impuissant vis-à-vis d'aliénés vagabonds, hallucinés, à tendances homicides, incendiaires, dypsomaniaques, érotiques, en proie à un délire de persécution; les motifs graves qui les font repousser de Gheel ne permettent pas de les confier à leur famille, et la loi de 1838 n'a été que prévoyante en *prescrivant*, au lieu de se borner à l'*autoriser*, la séquestration et la maintenue d'office dans un asile, de tout aliéné compromettant la sécurité ou la morale publique.

Si cette garantie venait à être supprimée, combien plus fréquents deviendraient ces actes délirants qui viennent trop souvent encore effrayer la société; et par une conséquence facile à comprendre, dans quelle perplexité ne serait pas jetée la conscience d'un jury appelé à se prononcer sur la criminalité d'un acte commis par un malheureux en état de folie, s'il ne savait qu'en le déchargeant de toute responsabilité pénale, il n'en sera pas moins placé désormais dans l'impossibilité de nuire, par une séquestration qui conciliera tout à la fois les intérêts de la société et ceux de la justice !

Mais en dehors des diverses catégories que je viens de signaler, beaucoup d'insensés, valides ou invalides, se présentent dans des conditions intellectuelles qui rendent à peu près indifférent leur séjour dans un asile ou au dehors, pourvu qu'ils ne cessent pas d'être l'objet des soins et de la surveillance que réclame toujours l'aliéné le plus paisible.

Nous les trouverons surtout dans la classe des idiots et des imbécilles, des déments paisibles, paralytiques ou non, des maniaques ou mélancoliques non hallucinés passés depuis longtemps à l'état chronique, et comme immobilisés, si je puis ainsi dire, dans une forme de délire inoffensif, des aliénés atteints de certains délires partiels et même de manie intermittente dont les intervalles lucides, d'une longue durée, pourraient sans danger s'écouler au sein de la famille.

Quelle mesure convient-il d'appliquer à ces infortunés, et d'abord y a-t-il avantage à en débarrasser les asiles ?

A n'envisager que l'intérêt bien entendu de ces établissements, il faut évidemment répondre par l'affirmative. L'asile, quoi qu'on ait pu dire, doit être avant tout un instrument de traitement et de guérison ; mais pour qu'il conserve ce caractère que la prépondérance marquée de l'élément incurable de sa population ne manquerait pas de lui enlever, il importe de réduire cette prépondérance exclusive, assurant ainsi des conditions meilleures aux aliénés susceptibles de guérison, en même temps qu'on limite les effrayants progrès de l'encombrement dont on se plaint sur tous les points de la France.

Admettant donc, d'une part, la possibilité de faire sortir des asiles certains malades, d'autre part, les incontestables avantages de cette mesure, en ce qui concerne la bonne tenue de ces établissements, je réduis à quatre principaux, les moyens d'atteindre ce double but (obligé de me restreindre et placé en face d'un intérêt urgent et de premier ordre, je ne parlerai dans ce qui va suivre que des aliénés indigents) :

1° On a proposé de créer des maisons de refuge exclusivement réservées aux incurables ;

2° On peut grouper ces infortunés dans des exploitations agricoles ;

3° Les confier individuellement à des familles étrangères ;

4° Les rendre à leurs propres familles.

1° Acceptables à certains points de vue, formellement indiquées par M. l'Inspecteur général Parchappe, pour des circonstances toutes spéciales, notamment pour échapper à l'inconvénient de réunir trop d'aliénés dans un établissement unique, les maisons de refuge ont soulevé cependant des critiques sérieuses. Je ne fais ici qu'indiquer cette première solution d'ailleurs un peu en dehors du programme.

2° Je repousse énergiquement le second moyen si l'on entend par exploitations agricoles, des colonies ou agglomérations d'aliénés éloignées des asiles et complètement soustraites à leur action directe et incessante. Outre qu'il ne serait applicable qu'à des aliénés valides, il y aurait trop à craindre qu'il ne changeât bien vite son caractère d'institution charitable contre celui d'une exploitation industrielle.

Si, au contraire, on veut parler de travaux agricoles organisés comme annexes d'un asile de traitement, indépendamment des services qu'une pareille institution peut rendre aux malades susceptibles de guérison, il est incontestable que bon nombre d'incurables valides y trouveront avantageusement leur place. Aussi doit-on applaudir à toutes les tentatives heureuses dirigées dans ce but depuis quelques années. Quatremares, dans la Seine-Inférieure, Leyme, dans le Lot, et bien d'autres établissements ont donné, sur ce point, de salutaires exemples, et la colonie de Fitz-James, fondée à Clermont-sur-Oise, par MM. Labitte, est aujourd'hui l'expression la plus large de cette pensée. A l'étranger, des tendances analogues se manifestent, et le docteur Théobald Güntz, après une appréciation de la colonie Gheeloise, insiste pour que l'extension coloniale, qu'il peut être bon d'ajouter aux asiles existants, en soit une dépendance immédiate fonctionnant sous la même autorité.

3° Est-il possible de confier des aliénés à des familles étrangères, et cela dans une proportion suffisante pour que cette mesure puisse s'élever à la hauteur d'une institution? Je doute fort qu'il en soit jamais ainsi en France. Il faudrait que ces familles offrissent un ensemble de garanties telles qu'il serait à craindre que leur nombre restât par trop restreint. Je ne repousse cependant pas absolument ce mode d'assistance offert à des aliénés incurables, mais je ne l'accepte qu'à titre très-accessoire et tout-à-fait exceptionnel, et je me rangerais assez volontiers à la proposition du docteur Roller, d'Illenau, de placer des aliénés chez des paysans, *près des asiles*, pour décharger ceux-ci, mais à titre d'essai seulement, reconnaissant, avec le docteur Morel, que ce système a besoin de faire ses preuves. Peut-être cette institution rendrait-elle de véritables services si on l'appliquait à des convalescents qui trouveraient là une utile transition entre l'asile et la vie complètement libre, en même temps qu'une épreuve salutaire de l'état de leurs facultés intellectuelles.

4° J'ai hâte d'arriver au quatrième et dernier moyen de venir en aide aux aliénés dont il me paraît bon de décharger les asiles : je veux parler de leur placement dans leur propre famille.

Restreint aux catégories que j'ai énumérées plus haut,

je ne sais vraiment quelle objection sérieuse pourrait soulever ce placement librement accepté par la famille, pas plus au point de vue purement médical qu'au point de vue de la sécurité publique.

En fait, l'expérience a depuis longtemps prononcé sur la possibilité de marcher dans cette voie avec plus de confiance que par le passé, et chaque année nous voyons des familles, même dénuées de toute ressource, cédant à un sentiment qu'on ne saurait trop louer, réclamer la sortie d'aliénés sur lesquels le traitement semble ne devoir plus agir, sans espérer aucun secours, et sans qu'il en résulte aucun inconvénient. Toutefois l'initiative d'une semblable mesure ne me paraît devoir être prise qu'à certaines conditions.

Les familles à qui nous proposerions de se charger de leurs aliénés ne sont pas toutes dignes de la mission que nous voudrions leur confier. Une enquête sérieuse sur leur situation doit donc précéder toute tentative de ce genre.

Pour plusieurs de ces familles, surtout dans les centres industriels où le travail éloigne de la maison et disperse dans des ateliers les divers membres qui les composent, les soins à donner à un aliéné ne seraient pas seulement une charge plus ou moins lourde, mais une cause certaine de ruine. En 1862, M. le docteur Morel signalait l'impossibilité où il s'était trouvé de rendre à leurs familles près de 200 femmes aliénées appartenant à l'asile de Saint-Yon, par suite de cette difficulté. Le département de la Seine-Inférieure étant essentiellement industriel et maritime, le jour, les maisons y sont vides, le foyer reste désert ; que deviendraient des aliénés dans un pareil délaissement ? Dans cette région même il y a cependant place pour quelques professions qui peuvent s'exercer dans la famille, et l'agriculture y occupe des travailleurs ; aussi ne sommes-nous pas surpris d'apprendre que l'éminent aliéniste de Saint-Yon n'a pas abandonné définitivement une idée qui, sous sa direction habile, peut devenir féconde en heureux résultats.

Presque partout ailleurs, heureusement, les mêmes obstacles ne se présentent pas, du moins dans les mêmes proportions ; dans le département du Rhône, par exemple (et il est loin d'être au nombre des plus favorisés sous ce rapport), l'industrie prédominante fixe le travailleur au foyer domestique et rien n'éloigne de son champ l'habitant de la campagne. La famille y reste donc constituée assez fréquemment dans des conditions telles, qu'un malade peut y être soigné si la misère n'y est pas excessive. C'est ici que vient se placer efficacement l'assistance publique sous forme d'un secours dont la quotité, variable suivant que l'aliéné est, ou non, valide, susceptible, ou non, d'un travail utile, suffit pour que ce malheureux, en reprenant sa place au milieu de ses proches, n'aggrave pas leur situation par sa présence.

Sans contredit, ce secours pourvoirait à des besoins urgents ; mais tel ne serait pas son unique avantage. Il faciliterait à l'Autorité l'exercice de son droit de protection sur des infortunés souvent incapables de se plaindre, il deviendrait la rémunération de soins dévoués constatés par une active surveillance tant administrative et charitable que médicale, établie sur les bases suivantes : A la campagne, la surveillance administrative trouverait ses représentants naturels dans les maires, les curés, les juges de paix, etc. Pour les grands centres de population, rien n'empêcherait d'instituer, dans ce but, des sociétés de patronage analogues à celles qui fonctionnent déjà sur plusieurs points, notamment à Paris et à Nancy, en faveur des aliénés sortis guéris des asiles.

Quant à la surveillance médicale, elle pourrait être laissée aux soins des praticiens les plus rapprochés des habitations renfermant des aliénés ; on désignerait de préférence les médecins cantonaux, les correspondants des Conseils d'hygiène et de salubrité, les médecins des Bureaux de bienfaisance.

Il serait indispensable de réserver une action prépondérante sur cette double surveillance au médecin de l'Asile du département, à qui incomberait le devoir de visiter ces aliénés à certaines époques. Je regarderais en effet comme d'une haute importance, qu'ils fussent toujours considérés comme appartenant à l'établissement d'où ils auraient été en quelque sorte détachés momentanément, tout prêts à y être réintégrés si quelque changement notable survenu dans leur état ou dans la situation de leurs familles mettait obstacle à ce qu'ils y fussent plus longtemps maintenus. On réaliserait ainsi dans des circonscriptions plus restreintes et avec tous les avantages que donnerait l'unité de direction, un échange offrant quelque analogie avec celui qu'a proposé le docteur Bulckens, entre Gheel et les asiles belges.

En procédant de la sorte, aucune perturbation ne serait apportée au fonctionnement des asiles, on arriverait infailliblement à maintenir l'équilibre dans leur population et même à en abaisser le chiffre, le bienfait d'une mesure prise en faveur de quelques-uns profiterait à tous; l'aliéné chez qui toute intelligence ne serait pas éteinte, pourrait jouir encore à un certain degré des douceurs de la vie de famille.

Pourquoi ne pas faire remarquer aussi tout ce qu'il y aurait de moral dans ces soins de chaque jour, dans cette protection exercée par une famille sur un de ses membres frappé de l'infirmité la plus cruelle ?

Je pourrais faire valoir à l'appui de la thèse que je soutiens, les avantages économiques du placement des aliénés hors des asiles, car le secours alloué en leur faveur, n'atteindrait jamais le chiffre de leur dépense dans ces établissements; mais je ne dois pas oublier que c'est à un auditoire médical que je m'adresse, et je ne fais que signaler en passant ce point de vue de la question.

J'ai tenu à ne pas m'écarter des termes du programme : Possibilité, convenance de faire sortir des asiles certaines catégories d'aliénés. Cette possibilité, je crois l'avoir établie ; cette convenance, nous venons de voir qu'elle existe au quadruple point de vue de l'asile, de l'aliéné, de la famille et des résultats économiques ; mais à la condition de restreindre, à peu près exclusivement, l'application de cette mesure aux malades pouvant être réintégrés dans leur propre famille; les familles étrangères ne donnant presque jamais assez de garanties et l'exploitation agricole ne paraissant acceptable que comme annexe ou dépendance immédiate de l'asile.

Telle est ma conviction, et je la formule avec d'autant plus de confiance qu'elle s'appuie sur les opinions d'hommes dont on ne saurait décliner la compétence parfaite. J'ai fait allusion aux tentatives de M. le docteur Morel pour rendre à leurs familles des aliénés inoffensifs; M. Billod, de Sainte-Gemmes, manifeste des dispositions analogues; le regrettable docteur Archambault se montrait favorable à cette idée; j'ai dit ailleurs ce que propose le docteur Roller, d'Illenau; en Angleterre, M. Burcknill a retiré d'un asile un nombre assez restreint, il est vrai, d'aliénés des deux sexes qu'il a placés dans des cottages, et il s'applaudit des résultats obtenus; enfin, dans une solennité récente, M. l'inspecteur général Parchappe, après une sévère appréciation de la colonie de Gheel, s'exprimait en ces termes :

« Pour justifier cette dispersion des aliénés dans des habitations champêtres, suffirait-il d'évoquer l'image vénérable de la famille ?

« Comme si dans nos asiles, les conditions d'une telle existence n'étaient pas suffisamment réalisées !

« Comme si l'aliéné, dans ces familles de paysans gagées pour l'héberger, pouvait trouver autre chose que des hôtes ou des maîtres !

« Comme si ce n'était pas dans sa propre famille que l'aliéné capable de la vie libre doit être réintégré ou laissé ! »

Je ne puis, Messieurs, mieux terminer que par ces paroles. Elles ne sont point, vous le voyez, exclusives de la liberté dans la famille pour certains malades. Tous, depuis Pinel, nous avons à cœur d'accorder à l'aliéné le plus de liberté possible ; mais toute liberté a ses limites, et nous ne devons pas oublier que la sécurité de l'individu, la sécurité de la famille, la sécurité de la société ont aussi leurs droits.

www.ingramcontent.com/pod-product-compliance
Ingram Content Group UK Ltd.
Pitfield, Milton Keynes, MK11 3LW, UK
UKHW020410250726
13967UKWH00006B/2573

9 782011 946102